Ahmed Harbaoui

Gestão da dor cervical em atletas militares

Ahmed Harbaoui

Gestão da dor cervical em atletas militares

ScienciaScripts

Imprint

Cover image: www.ingimage.com

This book is a translation from the original published under ISBN 978-620-6-72533-6.

Publisher:
Sciencia Scripts
is a trademark of
Dodo Books Indian Ocean Ltd. and OmniScriptum S.R.L publishing group

120 High Road, East Finchley, London, N2 9ED, United Kingdom
Str. Armeneasca 28/1, office 1, Chisinau MD-2012, Republic of Moldova, Europe
Printed at: see last page
ISBN: 978-620-8-29744-2

Índice

Lista de figuras :

Lista de quadros :

INTRODUÇÃO

A dor no pescoço é um problema músculo-esquelético comum, com uma prevalência ao longo da vida que varia entre 14% e 70% na população em geral [1].

De acordo com o relatório Global Burden of Disease, a dor no pescoço é responsável pelo quarto maior número de anos vividos com incapacidade [2], e os seus custos económicos diretos e indirectos incentivaram os investigadores a estudar a prevalência e os factores de risco da dor no pescoço na população em geral.

Embora a prevalência da dor cervical nos atletas possa ser considerada semelhante à da população em geral, as lesões específicas do desporto podem expô-los a um risco mais elevado de dor cervical.

Os atletas passam mais tempo em actividades desportivas e experimentam cargas mecânicas mais elevadas na sua coluna vertebral. Estas tensões músculo-esqueléticas podem acumular-se ao longo dos anos de participação em desportos profissionais, desde a adolescência até à idade adulta, dependendo do tipo, intensidade, frequência e duração das actividades desportivas [3].

Numerosos estudos investigaram a prevalência de dor lombar em atletas [4].

Como são raros os estudos semelhantes sobre a dor cervical em atletas, alguns estudos examinaram a prevalência da dor cervical em populações atléticas. No entanto, estes estudos podem ter limitações metodológicas [5].

A etiologia da dor cervical é multifatorial. Factores como a natureza da profissão, o envelhecimento e a falta de exercício físico são essenciais na sua génese.

Existem muito poucos estudos sobre as dores de pescoço nos militares, nomeadamente no caso dos desportistas, que estão sujeitos a numerosas lesões por esforços repetitivos.

Os estudos sobre esta condição no exército tunisino são ainda fragmentários e inexistentes para os desportistas militares.

O objetivo deste trabalho foi:

- Estimar o grau de desvantagem desportiva e profissional causado pela dor cervical na população desportiva militar tunisina.
- Aplicar medidas de prevenção primária e secundária contra esta doença.

MÉTODOS

I-População analisada

O nosso estudo descritivo transversal foi realizado através de um auto-questionário destinado a uma população de 35 desportistas militares selecionados no quartel de formação desportiva de Bardo, em Tunes.

I-I Critérios de inclusão
Incluímos no nosso estudo todos os desportistas militares de alto nível que tinham sofrido pelo menos uma vez durante a sua carreira de cervicalgia ou nevralgia cervicobraquial de curso agudo (menos de 3 meses) ou crónico (mais de 3 meses).

I- I Critérios de exclusão
Os atletas que desenvolveram dor no pescoço ou nevralgia cervicobraquial após a cessação definitiva da competição desportiva foram excluídos deste estudo.

II- Métodos

Foram recolhidos dados epidemiológicos, clínicos e radiográficos de todos os atletas.

II-I Dados epidemiológicos
Analisámos, para cada sujeito, dados relativos à história pessoal, idade, sexo, grau e atividade profissional, natureza e duração da atividade desportiva e parâmetros antropométricos.

II-2 Dados antropométricos
Para todos os militares, tivemos em conta a sua altura e peso e calculámos o seu Índice de Massa Corporal (IMC).

II-3 Dados clínicos
Efectuámos um exame físico com particular ênfase no exame osteoarticular para todos os indivíduos considerados.

II- 4 Dados radiográficos

Foram analisadas radiografias normais da coluna cervical de cada atleta. Foram também estudadas tomografias computorizadas ou ressonâncias magnéticas da coluna cervical para alguns deles.

III- Análise estatística dos dados

Os dados recolhidos foram processados com recurso ao software Excel 2007. As frequências foram calculadas utilizando o filtro automático disponível neste software. Todos os cálculos estatísticos foram efectuados com recurso ao software SPSS (valor de P e análise de variância). Os parâmetros qualitativos foram comparados através de um teste de qui-quadrado. Os valores de p inferiores a 0,01 e 0,05 foram considerados estatisticamente significativos. Para números inferiores a 5, utilizámos o teste de Fisher como fator de correção.

RESULTADOS

I-ESTUDO DESCRITIVO

I-1 Dados epidemiológicos

I-1-1 Idade

A idade média dos indivíduos era de 34,2±7,7 anos, com extremos que variavam entre 17 e 58 anos.

Os grupos etários mais frequentemente encontrados situam-se entre os 25 e os 40 anos (42%) (Figura 1).

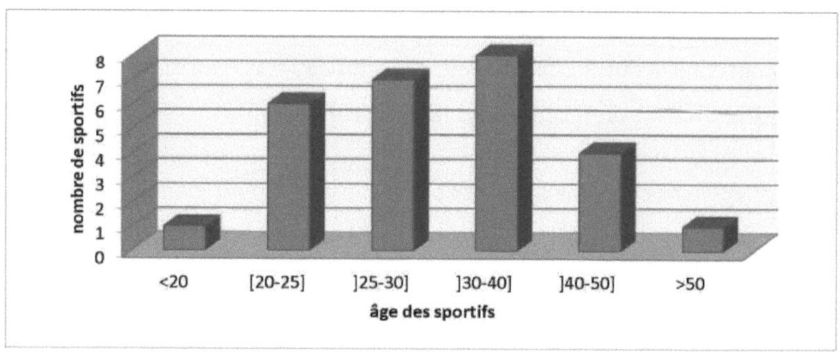

Figura 1: Distribuição dos atletas por idade.

I-1-2 Género

Verificou-se uma forte predominância do sexo masculino (88%). O rácio entre os sexos (M/F) foi de 5,7, com 29 homens e 6 mulheres (Figura 2).

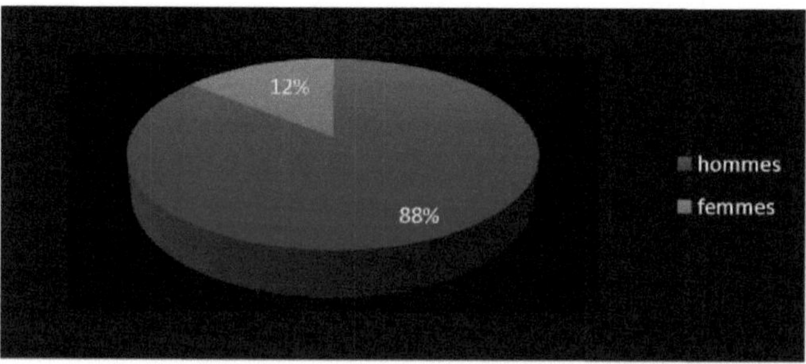

Figura 2: Repartição dos atletas por género.

I-1-3 Situação profissional

A população era constituída por 3 oficiais (8%), 23 oficiais subalternos (66%) e 9 alistados (26%) (Figura 3).

Os dirigentes eram funcionários administrativos (43%), treinadores desportivos (39%) ou atletas (18%) (Figura 4).

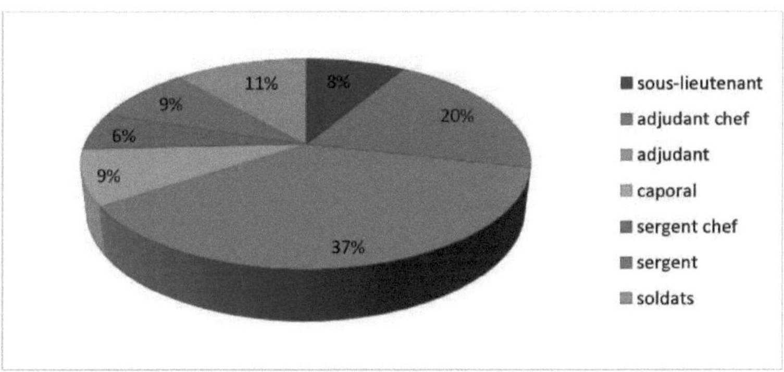

Figura 3: Repartição da população desportiva militar por escalão.

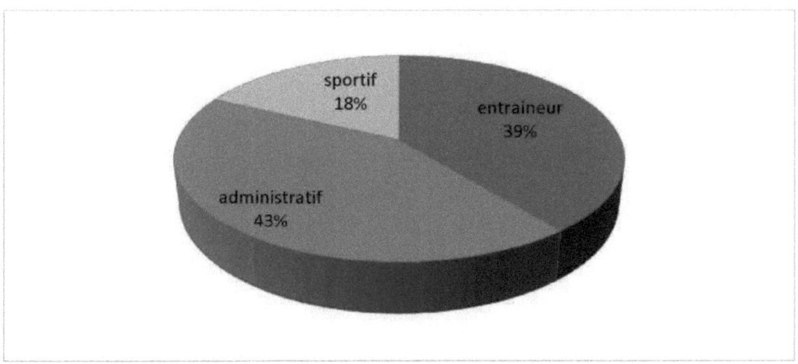

Figura 4: Repartição dos desportistas militares por profissão.

I-1-4 Duração das actividades desportivas

A idade média dos desportistas militares da nossa população era de 18,14±8,64 anos. No entanto, a maioria (18 desportistas militares, ou seja, 54%) praticava desporto há menos de 15 anos (Figura 5).

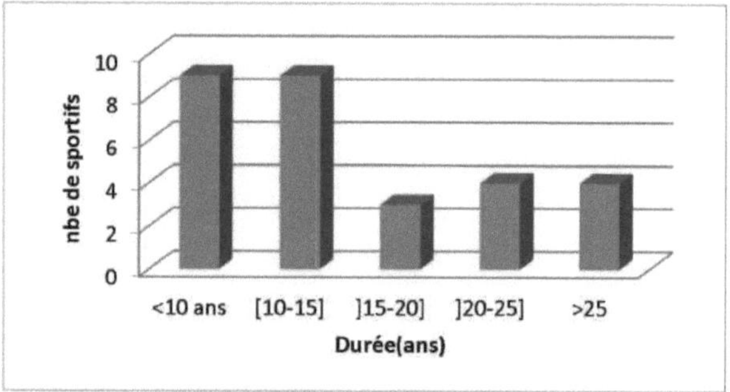

Figura 5: Repartição dos desportistas militares por tempo de prática desportiva

I-1-5 Natureza da atividade desportiva

No nosso estudo, 54% da população praticava desportos de combate, boxe, judo e luta livre.

Dez (10) dos desportistas militares participaram em competições de atletismo.

Na população feminina, as 6 desportistas praticavam desportos diferentes, nomeadamente atletismo, judo, andebol, tiro, natação e luta (Figura 6).

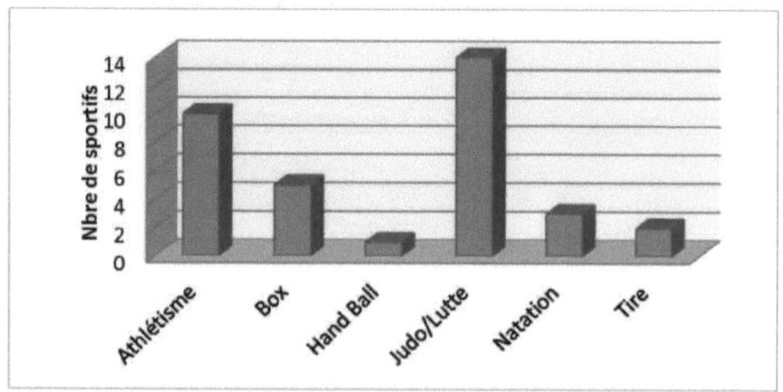

Figura 6: Repartição dos atletas por tipo de desporto.

I-1-6 Desagregação semanal e diária das sessões de formação

O número médio de horas de treino por semana foi de 21±1,08 (Figura 7).

As sessões de formação tiveram lugar todos os dias da semana, exceto ao domingo.

A maioria da nossa população, 24 atletas ou 68%, tinha um ritmo de treino diário de 3 horas ou menos.

Dois nadadores e um corredor de meia distância treinavam 6 horas por dia.

Quatro judocas faziam sessões de 4 horas por dia.

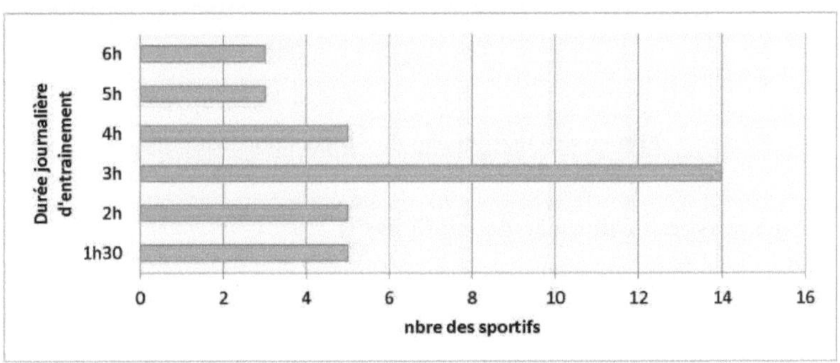

Figura 7: Variação do tempo de treino diário.

I-2 Dados clínicos

I-2-1 Índice de Massa Corporal (IMC)

O IMC dos indivíduos variava entre 20 e 30, com um valor médio de 24,64±4,43.

A maioria dos atletas (20 ou 57,14%) tinha um IMC entre 20 e 25 (Figura 8).

Sete (7) desportistas (ou seja, 20%), 3 judocas, 2 lutadores e 2 atletas, tinham excesso de peso (25≤IMC≤ 30).

O IMC médio foi de 24,64±4,43, com uma variação entre 20 e 30.

57% dos atletas tinham um IMC entre 20 e 25.

Três judocas, dois corredores e dois lutadores tinham excesso de peso.

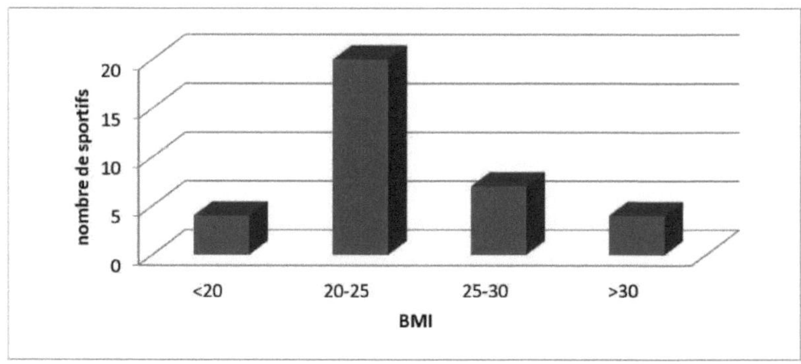

Figura 8: Distribuição dos atletas por IMC.

I-2-2 Caraterísticas e duração dos sintomas

A duração dos sintomas variou consideravelmente entre os atletas do nosso estudo (de 1 a 96 meses) (Figura 9).

A duração média foi de 40±30 meses.

22,85% tinham sintomas que estavam a evoluir há 4 anos.

30 dos atletas apresentavam dor cervical mecânica isolada.

5 dos inquiridos tinham nevralgia cervicobraquial associada

Foi encontrado um contexto pós-traumático em 4 dos nossos doentes.

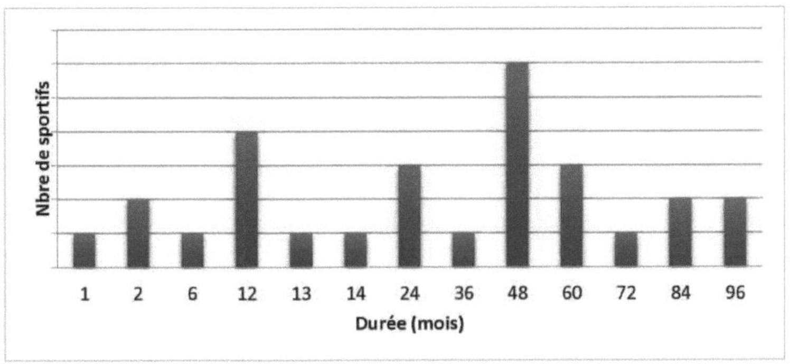

Figura 9: Distribuição dos atletas por duração dos sintomas.

I-3 Avaliação da dor

26 dos nossos doentes apresentavam principalmente dores que se desenvolviam em surtos, sobretudo durante as competições.

5 judocas, 2 atletas, 1 lutador e 1 pugilista, ou seja, 9 desportistas (25,71%) sofriam de dores no momento do estudo.

I-4 Dados de imagiologia

Foram efectuadas radiografias padrão em 20 doentes: 12 tinham radiografias normais, 3 tinham coluna cervical direita e 5 tinham osteoartrite. (Figura 10).

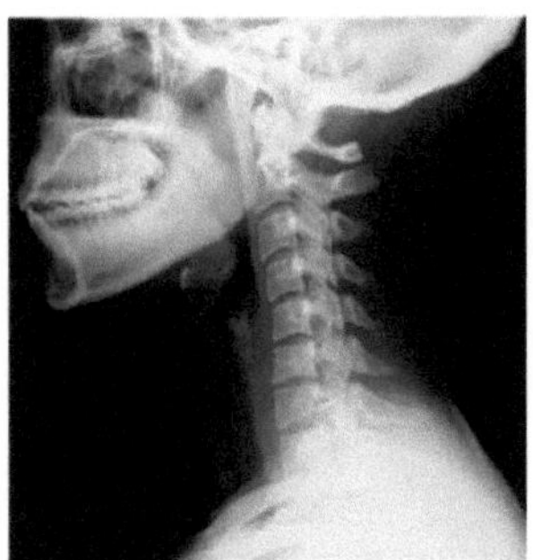

Figura 10: Radiografia normalizada da coluna cervical mostrando a retidão.

Foi efectuada uma tomografia computorizada da coluna cervical nos 4 doentes que sofreram traumatismos, que não revelou alterações.

A RM da coluna cervical, efectuada em 6 doentes, revelou uma hérnia discal cervical paramediana C4-C5 num doente, uma hérnia discal C5-C6 em dois doentes e uma hérnia discal C6-C7 num doente (Figura 11).

A RMN foi normal nos outros dois doentes.

A hérnia discal cervical foi observada em 1 lutador, 3 judocas e 1 pugilista.

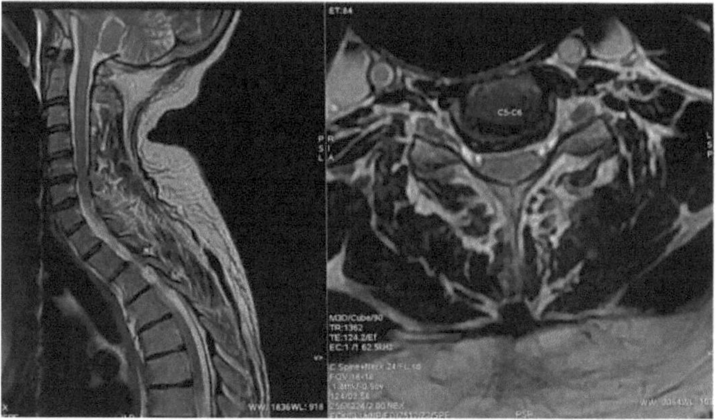

Figura 11: Ressonância magnética da coluna cervical mostrando uma hérnia C5 C6.

I-5 Abordagem terapêutica

Todos os pacientes da série receberam tratamento analgésico, anti-inflamatório e relaxante muscular no momento dos sintomas.

A duração do tratamento variou de 2 dias a 1 mês, consoante a gravidade do ataque.

Foram igualmente utilizadas outras modalidades terapêuticas:

- 16 doentes (45,71%) foram submetidos a reabilitação cervical

- 7 atletas (20%) usaram um colar cervical

- 3 desportistas (8,57%): 2 lutadores e um pugilista, foram tratados cirurgicamente com uma abordagem cervical anterior e artrodese da fase com a hérnia discal sintomática. Os três doentes tiveram um resultado favorável e puderam voltar a praticar desporto após 6 meses.

I-6 Impacto da dor no pescoço no trabalho

16 doentes (45,71%) foram dispensados de actividades que envolvessem agitação, transporte de cargas pesadas, permanência prolongada de pé ou sentada durante um total de 2 anos. Os outros doentes continuaram a exercer normalmente a sua profissão.

I-7 Impacto da dor no pescoço na atividade desportiva

As consequências da cervicalgia na atividade desportiva foram variadas: 18 doentes (51,42%) continuaram a sua atividade desportiva sem perda de rendimento (Quadro 1). 5 corredores, 3 pugilistas, 4 judocas, 2 lutadores, 2 nadadores e 1 atirador tiveram de interromper a prática da sua atividade desportiva por um período que variou entre um e seis meses.

A repartição foi a seguinte:

- 5 atletas (14,28%) interromperam a atividade física por menos de 10 dias, mas retomaram o mesmo nível de atividade.

- 4 atletas (11,42%) tiveram de suspender a competição durante 1 mês.

- 1 atleta (2,85%) deixou de trabalhar durante dois meses.

- 2 atletas (5,71%) suspensos por 3 meses.

- 1 atleta (2,85%) deixou de trabalhar durante 6 meses.

- 4 atletas (11,42%): dois judocas, um lutador e um atleta deixaram de praticar desporto definitivamente.

Quadro I: Impacto da dor cervical na atividade desportiva.

Período de paragem	Número de atletas
Sem paragem	18
Menos de 10 dias	5
Um mês	4
Dois meses	1
Três meses	2
Seis meses	1
Paragem final	4

II-Correlações entre os vários parâmetros de dor cervical analisados

A análise das correlações entre a duração da atividade desportiva e os diferentes parâmetros não teve em conta o tipo de atividade, dado o número reduzido de casos para cada disciplina.

II-1 Duração da atividade desportiva e duração dos sintomas

Foi encontrada uma relação estatisticamente significativa entre a duração da atividade desportiva e a duração dos sintomas (P= 0,02) (Tabela 2).

II-2 Duração da atividade desportiva e tipo de sintomas

Não houve associação significativa entre a dor cervical isolada e a presença de nevralgia cervicobraquial associada (P=0,67).

II-3 Duração das actividades desportivas e duração das faltas por doença prescritas

Não se verificou uma correlação estatisticamente significativa entre estes dois elementos (P=0,76), apesar da grande variação na duração do repouso (1 a 6 meses).

II-4 Duração das actividades desportivas e duração da fisioterapia

O período de fisioterapia prescrito não estava relacionado com a duração total da atividade desportiva (P=0,53).

Tabela II: Correlação entre a duração da prática desportiva e os diferentes parâmetros associados à dor cervical.

	$\chi 2$	P
Duração dos sintomas	0,41	0,02
Tipo de sintomas	0,08	0,67
Duração da baixa por doença	0,06	0,76
Duração da fisioterapia	0,12	0,53

II-5 Correlações entre o tempo de treino semanal e o tipo e duração dos sintomas

Esta análise baseou-se nos 35 indivíduos, sem ter em conta o tipo de atividade, dado o número reduzido em cada disciplina.

Não houve relação estatisticamente significativa entre a duração do treinamento (em horas por semana) e o tipo (P=0,53) ou duração dos sintomas (P=0,30) (Tabela 3).

Tabela III: Correlação entre a duração do treino semanal e o tipo e duração dos sintomas.

	X 2	P
Tipo de sintomas	0,12	0,53
Duração dos sintomas	-0,2	0,30

II-6 Correlações entre o tipo de desporto e a cirurgia

Os três doentes que foram operados praticavam desportos de contacto, boxe e luta livre.

II-7 Correlações entre a duração da dor no pescoço e a duração do repouso profissional

Esta análise, efectuada em todos os desportistas, mostrou uma correlação muito significativa entre a duração do repouso e a duração da dor cervical ($p<0,001$), independentemente do tipo de desporto praticado (Tabela 5).

Tabela IV: Correlação entre a duração da dor cervical e a duração do repouso profissional.

	X2	P
Período de repouso	0,67	<0,001

DISCUSSÃO

A prática de desportos de alta competição (muitas vezes em idade precoce e com treino intensivo) conduz a numerosas lesões cervicais, nomeadamente durante os movimentos de hiperextensão e rotação.

O desporto de lazer, por outro lado, parece ter um efeito protetor sobre a prevalência desta condição se não for longo e intensivo e se for precedido de um aquecimento adequado [6].

Nas forças armadas, a coluna vertebral é submetida a numerosos traumas e microtraumas durante actividades que excedem frequentemente a sua capacidade física (transporte frequente de cargas pesadas, condução de veículos todo-o-terreno, saltos de para-quedas, combates corpo a corpo), levando à descompensação de anomalias estáticas da coluna vertebral anteriormente assintomáticas.

Além disso, as repercussões desta sintomatologia no seio das unidades são consideráveis em termos de indisponibilidade (nomeadamente por doença), de incapacidade operacional e de custos de saúde.

Na Tunísia, apenas um estudo [7] analisou a dor lombar nos militares, mas nenhum estudo analisou a dor no pescoço.

Não foram realizados estudos sobre militares que praticam desporto de alto nível.

O nosso estudo preliminar é um passo essencial para fornecer informações sobre a extensão desta doença nesta população.

I-Evidência de dores no pescoço

A maioria dos estudos sobre as dores cervicais nas forças armadas foi efectuada nos Estados Unidos da América e nos países europeus.

Estes estudos avaliaram a incidência de dores cervicais em pilotos de aviões militares [8] e em militares em cargos administrativos [9].

A incidência média desta doença na população em geral foi estimada em 15% nos Estados Unidos e no Canadá [8]. Entre os pilotos militares, a incidência variou de 38% a 81%, consoante o estudo [8]. Além disso, entre os militares em cargos administrativos, a incidência de dores no pescoço foi de 65% [9].

Na Tunísia, foram efectuados vários estudos epidemiológicos sobre a dor cervical, principalmente nos hospitais, na indústria e nas escolas. No sector militar, não temos conhecimento de qualquer estudo sobre esta doença.

No nosso estudo, que envolveu apenas uma amostra de desportistas militares com dor cervical, não foi possível determinar com rigor esta prevalência. A estimativa deste parâmetro na nossa população só poderá ser corretamente avaliada se alargarmos a amostra e incluirmos desportistas militares não sintomáticos.

II-Factores de risco para a dor no pescoço

Foram comunicados vários factores de risco para a dor no pescoço, tanto em desportistas como em mulheres. Estes incluem factores psicológicos como o stress e a insatisfação no trabalho, bem como pouco ou muito exercício físico e má postura [9].

A cronicidade da doença foi mais frequente nas mulheres. O estatuto social, a idade e um estilo de vida pobre também contribuíram para o aparecimento da doença.

No nosso estudo, procurámos correlacionar esta condição com alguns destes factores.

II-1 Idade dos atletas

A população que estudámos era bastante jovem; a idade média dos nossos doentes era de 34,2±7,7 anos.

Os atletas mais afectados foram os que tinham entre 30 e 40 anos.

No entanto, a correlação entre este parâmetro e a ocorrência de dor cervical não foi significativa para a população considerada.

Os jovens desportistas são mais propensos a sofrer de dores no pescoço, devido a microtraumatismos repetidos na placa de crescimento das vértebras após um treino intensivo.

Numa revisão sistemática da literatura [5] que analisou a prevalência da dor cervical em atletas, a idade média foi de 29 anos.

Os atletas de elite, com idades compreendidas entre os 18 e os 27 anos, tinham duas vezes mais probabilidades de sofrer de dores no pescoço do que os controlos [5].

A influência da idade na dor cervical pode ou não estar associada ao tipo de desporto praticado. De facto, estudos transversais de atletas adolescentes com uma idade média de 14 anos concluíram que existia uma associação de 48,8% entre o tipo de desporto praticado e a incidência de dor cervical [10].

II-2 Influência do grau e da posição funcional dos atletas

As profissões que implicam a movimentação manual de cargas pesadas e as que exigem posturas prolongadas ou movimentos repetidos de flexão-extensão com rotação do pescoço apresentam um risco elevado de dores no pescoço [9].

A profissão militar, independentemente do desporto, inclui uma combinação de outros factores de risco específicos, como o levantamento e o transporte de cargas pesadas (75%), os exercícios de combate (11%) e a marcha (10%), que desencadeiam e agravam as dores no pescoço [8].

A atividade física e desportiva, considerada um fator de proteção contra a dor no pescoço, pode perder o seu efeito durante o serviço militar [5].

A cronicidade desta doença pode tornar-se um fator que impede a promoção a postos superiores. De acordo com um estudo [11], 65% dos militares que sofrem de dores no pescoço não conseguiram atingir o posto de oficial ou de oficial subalterno durante a sua formação.

No nosso estudo, os oficiais (37% da população analisada) foram os mais afectados pela dor cervical, sendo que a maioria dos desportistas (oficiais ou não) exercia funções administrativas (43%). A posição sentada prolongada e a má postura destes indivíduos contribuiriam para aumentar o risco de aparecimento ou agravamento da cervicalgia.

No entanto, de acordo com o nosso estudo, esta associação entre grau-poste e dor cervical não foi significativa e a condição pode ter outras origens.

II-3 Influência do índice de massa corporal (IMC)

Tanto na população em geral como nos desportistas, o IMC é considerado um fator determinante na ocorrência de dor cervical [12].

O IMC médio da nossa população foi de 24,64±4,43, indicando uma ligeira tendência para o excesso de peso.

Este valor foi comparável ao relatado na série de Shariat et al [13], que encontrou uma associação significativa entre o IMC e a ocorrência e intensidade da dor cervical.

De facto, os trabalhadores obesos apresentavam um risco mais elevado de desenvolver sintomas, sendo menos provável que estes desaparecessem do que os trabalhadores com peso normal. Uma grande quantidade de tecido adiposo à volta dos músculos e das articulações pode restringir o movimento de uma pessoa, levando a uma sobrecarga dos tecidos músculo-esqueléticos, o que pode levar à dor [14].

Por conseguinte, não foi possível estimar o efeito deste fator na nossa população, uma vez que os IMC encontrados não eram significativamente diferentes dos IMC dos não atletas.

II-4 Influência do tipo de desporto, do treino semanal e da duração da atividade desportiva

Os principais factores de risco para a dor cervical nos desportistas estavam frequentemente associados à idade de início da atividade desportiva, à idade do desportista e à prática intensiva de um único desporto [5].

Este risco aumentou nos atletas de elite [15]. A intensificação do programa de treino foi o fator de risco mais significativo no desenvolvimento da dor cervical. A repetição de movimentos estereotipados e um treino mal adaptado também contribuíram para o aparecimento de dores cervicais [6].

Quanto mais longo for o período total de atividade desportiva, maior é o risco de hérnias intra-espinhais e de espondilólise, que foram observadas em indivíduos que praticam desporto há mais de quatro anos [6].

No nosso estudo, a duração da atividade desportiva foi de 18,14±8,64 anos e a média de treino foi de 21±1,08 horas por semana.

Estes dois factores não estavam significativamente relacionados com o tipo de dor cervical (p=0,3). Um tempo de treino mais longo, pelo menos nos atletas, foi um fator de risco para a dor cervical [6].

No que diz respeito ao tipo de desporto, os dois tipos mais comuns de dor cervical referidos na literatura foram o triatlo e o ciclismo [6]. O nível de dor relatado por ciclistas e triatletas não foi semelhante, uma vez que os triatletas deveriam teoricamente ter uma distribuição de carga mais equilibrada entre os três desportos e que o número de horas passadas na bicicleta desempenha um papel importante nos sintomas de lesão por tensão no pescoço [6].

A condução, o levantamento de pesos, a luta livre, a corrida e o hóquei no gelo também foram associados à dor no pescoço [5].

No nosso trabalho, verificámos que os lutadores - judocas (40%), os atletas (28,57%) e os pugilistas (14,28%) eram os que mais sofriam de dores no pescoço.

No entanto, a correlação estatística encontrada no nosso trabalho entre a dor cervical e o tipo de desporto não foi significativa. A análise de uma amostra maior de atletas em cada categoria desportiva permitiria clarificar estes resultados.

A ocorrência de dores no pescoço após a interrupção da prática desportiva deve ser tida em conta no papel protetor ou favorável da atividade desportiva, embora as actividades não desportivas assumam maior importância neste contexto.

A prevalência de dores no pescoço em antigos lutadores foi superior à de antigos halterofilistas e a um grupo de controlo com a mesma idade. A tolerância à dor foi melhor nos atletas do que nos controlos não atletas [6].

III-Dor cervical e lesões anatomopatológicas

A lesão que provoca a dor no pescoço varia em função da idade do desportista e do tipo de desporto praticado.

O principal mecanismo de lesão cervical é a sobrecarga axial, ou seja, uma força de compressão significativa aplicada na parte superior da cabeça [16].

O espetro das lesões músculo-esqueléticas cervicais varia desde simples entorses musculares ou ligamentares até lesões ósseas e neurovasculares que podem comprometer o funcionamento do sistema nervoso central ou periférico [16].

Este mecanismo é mais perigoso quando o pescoço está ligeiramente fletido, uma vez que a coluna vertebral sai do seu alinhamento lordótico normal, o que não permite que a força seja distribuída corretamente sobre o tórax. A flexão coloca a coluna cervical em linha reta, pelo que a musculatura não pode ajudar a absorver a força [16].

Estas lesões também diferem consoante o tipo de força e as lesões degenerativas pré-existentes. As forças normais que actuam sobre uma coluna cervical normal podem causar perturbações posturais, as forças anormais que actuam sobre uma coluna cervical normal e as forças normais que actuam sobre uma coluna degenerativa podem causar entorses e lesões ligamentares, enquanto as forças anormais que actuam sobre uma coluna degenerativa podem causar lesões mais graves [17].

Torg et al [18] referiram que a coluna cervical era lesada quando comprimida entre o corpo e a cabeça em rápida desaceleração. No caso de uma fratura, se os fragmentos ósseos ou o material discal herniado colidirem com a medula espinal, ocorrem danos neurológicos. Este mecanismo era a principal causa de fracturas cervicais, luxações e tetraplegia.

Uma entorse de ligamentos, uma das lesões não catastróficas mais comuns, pode estar associada a uma restrição dos movimentos da coluna vertebral. A entorse cervical é produzida por uma sobrecarga da unidade músculo-tendinosa devido a forças excessivas exercidas sobre a coluna cervical [17].

As hérnias discais são mais frequentemente póstero-laterais, onde a taxa de curvatura do ânulo é mais elevada [17].

Concentrações excessivas de tensão ocorrem nesses locais e podem aumentar as lesões anulares, causando herniação do núcleo pulposo, esporões do corpo vertebral anterior, osteófitos do corpo vertebral posterior e barras de osteofitose das articulações unco-vertebrais com espessamento do ligamento amarelo e calcificação do ligamento longitudinal posterior. Todas estas alterações degenerativas podem comprometer a função normal da coluna vertebral e do osso [19].

A RMN é útil para a deteção precoce e tardia da degenerescência discal [6]. Em desportistas, foi relatada uma associação entre a frequência e a gravidade da dor no pescoço (definida como a cessação da competição desportiva ou do treino) e as hérnias intra-espinhais. No entanto, não foi observada uma correlação entre a dor no pescoço e os sinais de degeneração discal na RMN [6].

No nosso estudo, 6 doentes apresentavam uma hérnia discal. A hérnia discal foi comum em judocas (28,57%) e atletas (8,57%). A idade média destes atletas era de 34,2±7,7 anos.

Não foi possível identificar uma correlação significativa entre as lesões e o tipo de desporto praticado (p=0,47).

IV- Gestão terapêutica

Tanto no meio militar como no civil, a dor cervical conduz frequentemente a um excesso de medicação e a um exagero das causas relacionadas com o serviço [8,9]. As medidas preventivas combinadas com o tratamento médico podem contribuir para uma melhor gestão da doença, de modo a satisfazer as exigências profissionais e desportivas.

V- Lutar contra as dores no pescoço

V-1 Profissionalmente

V-1-1 Seleção de profissionais

No momento do recrutamento, permite selecionar indivíduos susceptíveis de apresentar uma baixa probabilidade de dores cervicais posteriores, com boa musculatura e ausência de perturbações estáticas da coluna vertebral. No entanto, uma dificuldade real na sua aplicação está ligada à elevada prevalência de dor cervical na idade de alistamento, estimada em alguns estudos em 50% aos 20 anos.

V-1-2 Medidas ergonómicas

A conceção ergonómica dos veículos e aeronaves militares deve minimizar o stress biomecânico do pessoal, nomeadamente através da redução das vibrações transmitidas a todo o corpo. A adaptação dos postos de trabalho e dos ritmos de trabalho poderá ser útil.

São indispensáveis estudos ergonómicos específicos para determinadas funções atribuídas aos desportistas.

Foram realizados estudos biomecânicos e ergonómicos para melhorar os capacetes, modificando o seu centro de gravidade para melhorar a distribuição da carga e evitar a sobrecarga axial e as dores no pescoço [8].

As ortóteses do pé, ou "palmilhas ortopédicas", não demonstraram ser eficazes [8].

Por último, a eficácia dos meios técnicos de elevação nunca foi demonstrada em estudos controlados de boa qualidade metodológica [9].

V-1-3 Educação e informação

Devem ser organizadas sessões de informação no local de trabalho.

Devem incluir explicações anatómicas, aprendizagem do manuseamento de cargas, posturas e estratégias de adaptação à dor no pescoço.

A distribuição de brochuras informativas seria capaz de limitar a frequência das recidivas e de limitar a transição para a cronicidade. O objetivo destes folhetos seria fornecer informações tranquilizadoras aos pacientes, encorajá-los a prosseguir as suas actividades profissionais e desportivas e evitar que se tornem inaptos para o exercício.

Desporto V-2

As dores no pescoço dos desportistas de alta competição devem-se geralmente a uma utilização excessiva da coluna vertebral, temporária ou prolongada.

O tratamento deve ser abrangente: médico, desportivo, psicológico e ambiental, sem esquecer o tratamento para prevenir a recorrência.

V-2-1 Cuidados médicos

O tratamento médico das dores no pescoço dos desportistas não difere do dos não desportistas. A medicação é utilizada principalmente durante os períodos agudos.

Este é um fator essencial para evitar que a doença se torne crónica.

O tratamento deve incluir :

- ✓ É rapidamente prescrito um tratamento sintomático eficaz (analgésicos, AINEs e relaxantes).

- ✓ O repouso no leito não deve ser prescrito de forma sistemática, devendo apenas ser autorizado por períodos curtos e apenas em caso de dor muito intensa.

No nosso estudo, a duração global do repouso não estava relacionada (P=0,76) com a duração da atividade desportiva, mas estava correlacionada com a duração da dor cervical (P<0,001).

O nosso estudo deveria ser alargado com uma análise anual destes períodos de repouso e das circunstâncias que levaram à sua prescrição.

V-2-2 Reabilitação

Os atletas que sofrem de dores no pescoço podem apresentar défices na mobilidade, no recrutamento muscular, na força de resistência, na estabilidade postural ou no controlo oculomotor [20].

O tratamento da dor cervical nos atletas deve ter em conta estes défices [21].

Estes défices devem ser tidos em conta no tratamento da cervicalgia desportiva. O programa de exercícios resultante deve preparar adequadamente o atleta para as exigências do seu desporto e para um regresso seguro à participação plena [21].

ère1 fase: tratamento de crises

Esta fase é caracterizada por dor intensa e irritabilidade [21].

Durante esta fase, a atenção deve centrar-se em exercícios lentos, controlados e, acima de tudo, sem dor, destinados a melhorar a coordenação muscular e a propriocepção [21].

ème2 fases:

Esta fase caracteriza-se por uma irritabilidade ligeira a moderada, com uma diminuição da dor que se acentua com o esforço.

Durante esta fase, a resistência muscular deve ser trabalhada através de exercícios isométricos de baixa resistência. Também se deve continuar a melhorar a propriocepção e os exercícios de estabilidade postural [21].

ème3 fase: prevenção de recaídas

Esta fase é caracterizada por pouca ou nenhuma irritabilidade, com pouca ou nenhuma dor no pescoço durante o esforço.

Durante esta fase, deve fortalecer os seus músculos com pesos pesados e os músculos centrais, sem esquecer os exercícios de propriocepção [21].

Nelson et al [22] publicaram um estudo em que avaliaram o resultado de uma reabilitação agressiva e bem conduzida em doentes com dor cervical para os quais estava indicada cirurgia. Verificaram que todos os doentes melhoraram após a reabilitação e nenhum necessitou de cirurgia.

V-2-3 Retomar a formação

Deve ser progressivo, adaptado ao atleta e à lesão, com um aquecimento completo, sem esquecer a correção da tecnopatia do desporto e a avaliação regular da condição física do atleta.

V-3 Higiene

O equilíbrio nutricional e hídrico, a gestão do peso e do stress e a higiene física personalizada são essenciais.

CONCLUSÃO

Há muitos anos que a dor no pescoço constitui um problema de saúde pública considerável em termos de incapacidade e de tempo de ausência do trabalho. A prevalência desta doença ao longo da vida varia entre 14% e 70% na população em geral [1].

São escassos os estudos sobre esta patologia no meio militar, nomeadamente no caso dos desportistas que, para além da sua atividade profissional, estão sujeitos a numerosos microtraumas da coluna cervical.

Tanto quanto sabemos, não existem estudos sobre a dor cervical nos desportos militares tunisinos.

Numa população de 35 desportistas militares, analisámos os dados epidemiológicos, os tipos de sintomas de cervicalgia e o tipo de desporto praticado (duração, natureza, etc.).

A idade média dos nossos atletas foi de 34,2±7,7 anos, com extremos que variaram entre 17 e 57 anos. O grupo etário mais frequente foi o dos 30-40 anos. Verificou-se uma forte predominância do sexo masculino. A relação entre os sexos (M/F) foi de 5,66, com 29 homens e 6 mulheres. O IMC dos indivíduos variou entre 20 e 30, com um valor médio de 24,64±4,43. A maioria dos desportistas (20 desportistas, ou seja, 57,14%) tinha um IMC entre 20 e 25. Sete desportistas (ou seja, 20%), 3 judocas, 2 lutadores e 2 atletas, tinham excesso de peso (25≤IMC≤ 30).

Havia 3 tenentes, 7 suboficiais, 13 suboficiais, 3 cabos, 2 primeiros-sargentos, 3 sargentos e 4 soldados rasos. Os escalões superiores eram oficiais administrativos, treinadores desportivos ou desportistas.

A duração média da atividade desportiva foi de 18,14±8,64 anos. Mais de 50% dos atletas praticavam desporto há menos de 20 anos (25 atletas).

Os desportos praticados eram variados, incluindo desportos de combate (luta livre, judo, boxe), atletismo, natação e tiro. A maioria dos atletas praticava desportos de combate (40%).

O nosso objetivo neste trabalho preliminar foi :

- Determinar o grau de desvantagem desportiva e profissional causado por esta patologia.
- Aplicar medidas de prevenção primária e secundária contra a dor no pescoço.

O treino foi efectuado quase diariamente (a maior parte do tempo em repouso aos domingos e sábados à tarde). O número médio de horas de treino por semana foi de 21±1,08, dividido numa média de 2 sessões de 3 horas por dia.

5 atletas desenvolveram nevralgia cervicobraquial, enquanto os outros 30 tinham apenas dores no pescoço. Entre os que sofriam de dores no pescoço, 4 apresentaram sintomas após um traumatismo cervical.

A duração média da dor cervical foi de 40±30 meses.

As radiografias normais efectuadas em 20 doentes mostraram imagens normais em 12, coluna cervical direita em 3 e osteoartrite em 5.

Foi efectuada uma ressonância magnética da coluna lombar em 6 doentes, que revelou uma hérnia discal cervical em 4 deles.

Todos os pacientes foram tratados com analgésicos, AINEs ou relaxantes musculares no momento do início da dor no pescoço ou da nevralgia cervicobraquial. O período de tratamento variou de 2 dias a 1 mês, consoante a gravidade da crise. Os outros tratamentos prescritos variaram: 16 pacientes (45,71%) de todos os desportos foram submetidos a reabilitação durante uma média de 4,07±3,57 meses; 7 desportistas usaram um colar cervical; 3 desportistas, 2 lutadores e um atleta, foram submetidos a cirurgia com bons resultados pós-operatórios.

As consequências da dor cervical na atividade desportiva foram variadas: 18 pacientes (51,42%) continuaram a sua atividade desportiva sem qualquer perda de rendimento. Os restantes 17 desportistas, incluindo 5 atletas, 3 pugilistas, 4 judocas, 2 lutadores, 2 nadadores e 1 atirador, tiveram de interromper a sua atividade desportiva, quer temporariamente (1 a 6 meses), quer permanentemente.

A correlação entre a duração da atividade desportiva e a duração da dor cervical foi significativa a 5% (P= 0,02), indicando a presença de uma correlação positiva entre estes dois parâmetros.

A duração da atividade desportiva não foi significativamente associada ao tipo de dor cervical (P=0,67).

Também não houve correlação estatística entre a duração da atividade desportiva e a duração do repouso prescrito (P=0,76), apesar da grande variação na duração do repouso (1 a 6 meses). No entanto, a duração global do repouso foi influenciada pela duração da dor cervical (P<0,001).

O período de reabilitação prescrito não estava relacionado com a duração total da atividade desportiva (P=0,53). A duração do treino semanal não foi significativamente correlacionada com o tipo de desporto (P=0,53) ou com a duração dos sintomas (P=0,30).

O tipo de desporto praticado não foi correlacionado com a natureza da lesão na imagiologia (radiografia normal, TAC, RMN) (P=0,47), a duração da dor cervical (P=0,87) e a duração do repouso (P=0,51).

A análise de todas as correlações entre os diferentes parâmetros ligados à cervicalgia (epidemiológicos, clínicos, profissionais, etc.) deve ser prosseguida numa grande amostra de desportistas, a fim de recomendar a prevenção e o tratamento desta patologia.

É necessário incluir na amostra desportistas civis do mesmo nível para poder separar os efeitos da profissão dos efeitos do desporto.

Devido ao seu papel e às suas funções, os desportistas militares apresentam certas caraterísticas que os diferem dos desportistas civis. Os seus cuidados, destinados a melhorar as suas capacidades desportivas e a preservar as suas actividades profissionais, devem ser mais específicos do que os prestados aos desportistas civis.

REFERÊNCIAS

1. Hoy DG, Protani M, De R, Buchbinder R. A epidemiologia da dor no pescoço. Best Pract Res Clin Rheumatol. 2010 Dec;24(6):783-92.

2. Vos T, Flaxman AD, Naghavi M, Lozano R, Michaud C, Ezzati M, et al. Anos vividos com incapacidade (YLDs) para 1160 sequelas de 289 doenças e lesões 1990-2010: uma análise sistemática para o Global Burden of Disease Study 2010. Lancet Lond Engl. 2012 Dec 15;380(9859):2163-96.

3. Trompeter K, Fett D, Platen P. Prevalence of Back Pain in Sports: A Systematic Review of the Literature (Prevalência de dores nas costas no desporto: uma revisão sistemática da literatura). Sports Med Auckl NZ. 2017 Jun;47(6):1183-207.

4. Schmidt CP, Zwingenberger S, Walther A, Reuter U, Kasten P, Seifert J, et al. Prevalência de dor lombar em atletas adolescentes - uma investigação epidemiológica. Int J Sports Med. 2014 Jul;35(8):684-9.

5. Noormohammadpour P, Farahbakhsh F, Farahbakhsh F, Rostami M, Kordi R. Prevalence of Neck Pain among Athletes: Uma revisão sistemática. Asian Spine J. 2018 Dec;12(6):1146-53.

6. Villavicencio AT, Hernández TD, Burneikiene S, Thramann J. Neck pain in multisport athletes. J Neurosurg Spine. 2007 Oct 1;7(4):408-13.

7. Ksibi I, Kessomtini W, Maaoui R, Bejaoui A, Rahali Khachlouf H. Efeito de um programa de restauração funcional da coluna vertebral em militares com dor lombar crónica. J Réadapt Médicale Prat Form En Médecine Phys Réadapt. 2015 Jun 1;35(2):62-8.

8. Dor no pescoço induzida por óculos de visão nocturna em pilotos de helicópteros militares...: Ingenta Connect [Internet]. [cited 2023 Sep 30]. Disponível em: https://www.ingentaconnect.com/content/asma/asem/2015/00000086/00 00 0001/art00011

9. De Loose V, Burnotte F, Cagnie B, Stevens V, Van Tiggelen D. Prevalência e factores de risco de dor no pescoço em trabalhadores de

escritórios militares. Mil Med. 2008 maio 1;173(5):474-9.

10. Legault ÉP, Descarreaux M, Cantin V. Sintomas músculo-esqueléticos numa população de atletas adolescentes: um estudo comparativo. BMC Musculoskelet Disord. 2015 Aug 20;16:210.

11. Cohen SP, Kapoor SG, Nguyen C, Anderson-Barnes VC, Brown C, Schiffer D, et al. Neck Pain During Combat Operations: An Epidemiological Study Analyzing Clinical and Prognostic Factors. Spine. 2010 Apr 1;35(7):758.

12. Nilsen TIL, Holtermann A, Mork PJ. Physical exercise, body mass index, and risk of chronic pain in the low back and neck/shoulders: longitudinal data from the Nord-Trondelag Health Study. Am J Epidemiol. 2011 Aug 1;174(3):267-73.

13. Shariat A, Cardoso JR, Cleland JA, Danaee M, Ansari NN, Kargarfard M, et al. Prevalence rate of neck, shoulder and lower back pain in association with age, body mass index and gender among Malaysian office workers. Work. 2018 Jan 1;60(2):191-9.

14. Berg T van den, Elders L, Zwart B de, Burdorf A. The effects of work- related and individual factors on the work ability index: A systematic review. Occup Environ Med [Internet]. 2008 Nov 18 [citado 2023 Set 30]; Disponível em: https://oem.bmj.com/content/early/2008/11/18/oem.2008.039883

15. Joaquim AF, Hsu WK, Patel AA. Cirurgia da coluna cervical em atletas profissionais: uma revisão sistemática. Neurosurg Focus. 2016 Apr 1;40(4):E10.

16. Bailes JE, Petschauer M, Guskiewicz KM, Marano G. Management of Cervical Spine Injuries in Athletes (Gestão de lesões da coluna cervical em atletas). J Athl Train. 2007;42(1):126-34.

17. Cole AJ, Farrell JP, Stratton SA. Cervical Spine Athletic Injuries: A Pain in the Neck (Lesões Atléticas da Coluna Cervical: Uma Dor no Pescoço). Phys Med Rehabil Clin N Am. 1994 Feb 1;5(1):37-68.

18. Torg JS, Vegso JJ, O'Neill MJ, Sennett B. A análise epidemiológica, patológica, biomecânica e cinematográfica do

traumatismo da coluna cervical induzido pelo futebol. Am J Sports Med. 1990;18(1):50 -7.

19. Franson RC, Saal JS, Saal JA. A fosfolipase A2 do disco humano é inflamatória. Spine. 1992 Jun;17(6 Suppl):S129-132.

20. Childs JD, Cleland JA, Elliott JM, Teyhen DS, Wainner RS, Whitman JM, et al. Neck pain: Clinical practice guidelines linked to the International Classification of Functioning, Disability, and Health from the Orthopedic Section of the American Physical Therapy Association. J Orthop Sports Phys Ther. 2008 Sep;38(9):A1-34.

21. Durall CJ. Exercício terapêutico para atletas com dor inespecífica no pescoço: uma revisão dos conceitos actuais. Saúde no Desporto. 2012 Jul 1;4(4):293-301.

22. Nelson BW, Carpenter DM, Dreisinger TE, Mitchell M, Kelly CE, Wegner JA. A cirurgia da coluna vertebral pode ser evitada através de exercícios de fortalecimento agressivos? Um estudo prospetivo de pacientes cervicais e lombares. Arch Phys Med Rehabil. 1999 Jan;80(1):20-5.

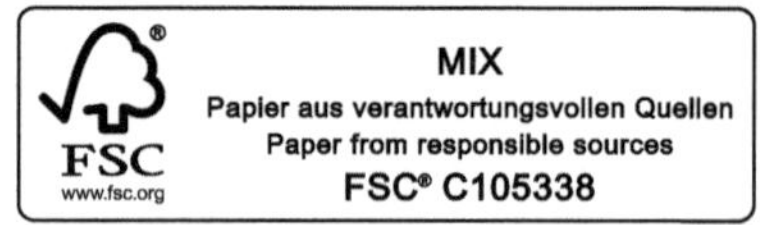

Printed by Books on Demand GmbH, Norderstedt / Germany